Jenny Lec

Kinder heilen Bäume und Tiere

Jenny Leonis

Kinder heilen Bäume und Tiere

Illustrationen
Sabine Gräfe

ch. falk-verlag

Elsa wohnt mit Kater Moritz und ihrer Mutter mitten in der Stadt an einer verkehrsreichen Straße. Doch ihr Häuschen liegt in einem Garten mit vielen Blumen, Bäumen und Sträuchern. Obwohl der Straßenlärm manchmal sehr groß ist, empfindet man ihn in diesem Garten nicht so sehr. Es ist, als ob die vielen Bäume und Sträucher einen gewissen Schutz dagegen bilden. Das Häuschen mit dem schönen Garten ist in dem wilden Straßenlärm eine richtige Oase. Zuweilen bleibt ein Fußgänger stehen, um sich an der Blumenpracht zu erfreuen. Im Frühling zeigt ein riesengroßer Kirschbaum sein Hochzeitskleid: viele weiße Blüten leuchten dann bis weit in die Straße hinein, und der ganze Garten duftet nach Kirschblüten — eine Freude für die Menschen!

In diesem schönen Garten hat Elsa ihren Lieblingsbaum, eine Birke. Seit Mutter ihr zum Geburtstag eine Bank geschenkt hat, sitzt Elsa täglich mit Kater Moritz bei der Birke. Nichts ist schöner für sie, als hier zu sitzen und in den Tag hineinzuträumen. Kater Moritz mag das Plätzchen auch, er fängt gleich an zu schnurren, wenn er neben Elsa auf der Bank sitzt.

Leider hat das Häuschen mit dem schönen Garten eine unschöne Nachbarschaft. Gleich neben der verkehrsreichen Straße ist eine Autolackiererei und auf der anderen Seite des Gartens eine Fabrik, in der Stoffe gefärbt werden. Beide Betriebe stinken vor sich hin, und die Pflanzen mögen das gar nicht. Durch die große Industrieverschmutzung kommt auch neues Ungeziefer und macht die Pflanzen krank. Mutter, die sich mit dem Garten viel Mühe gibt, nimmt keine Chemikalien gegen

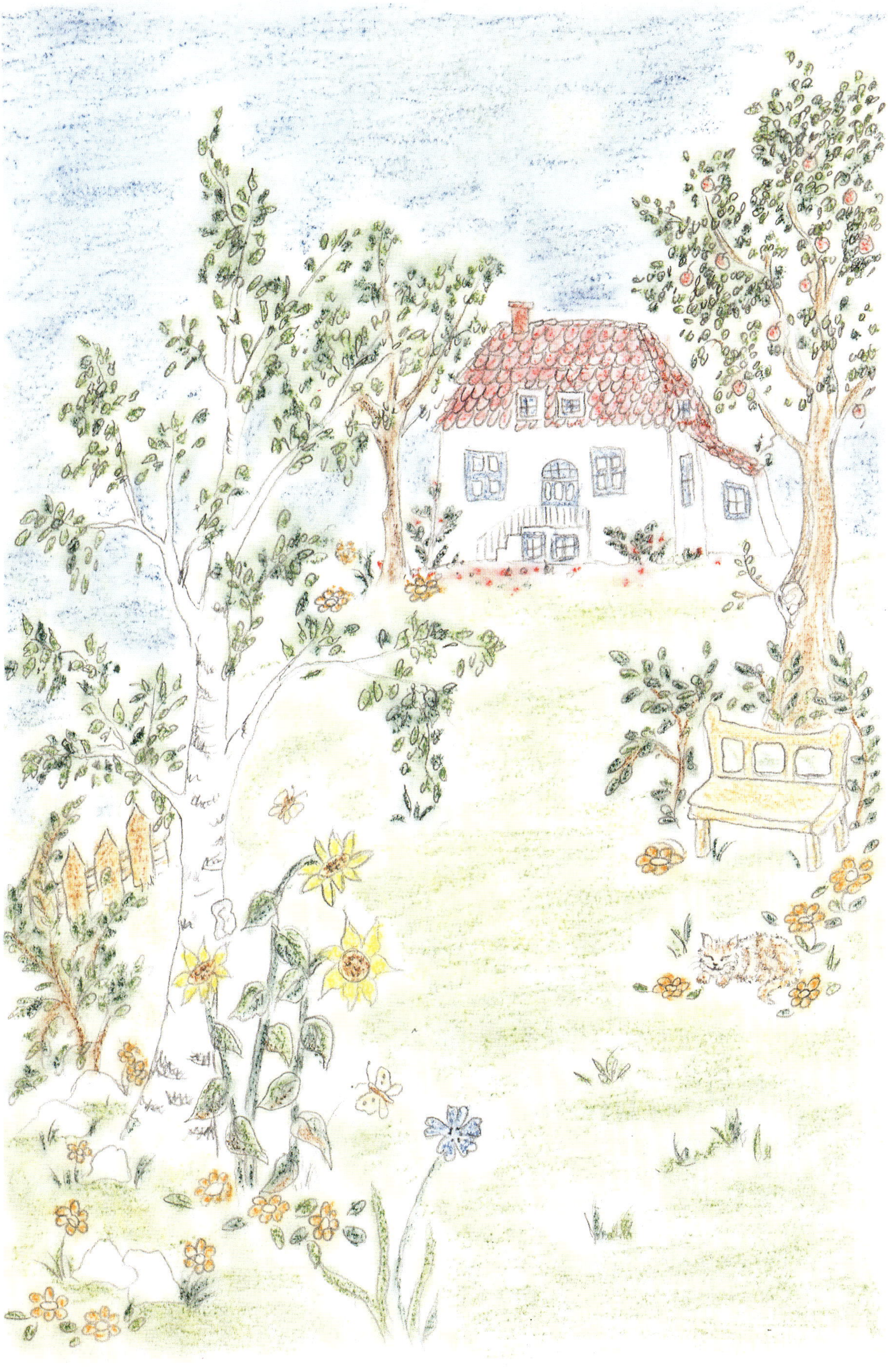

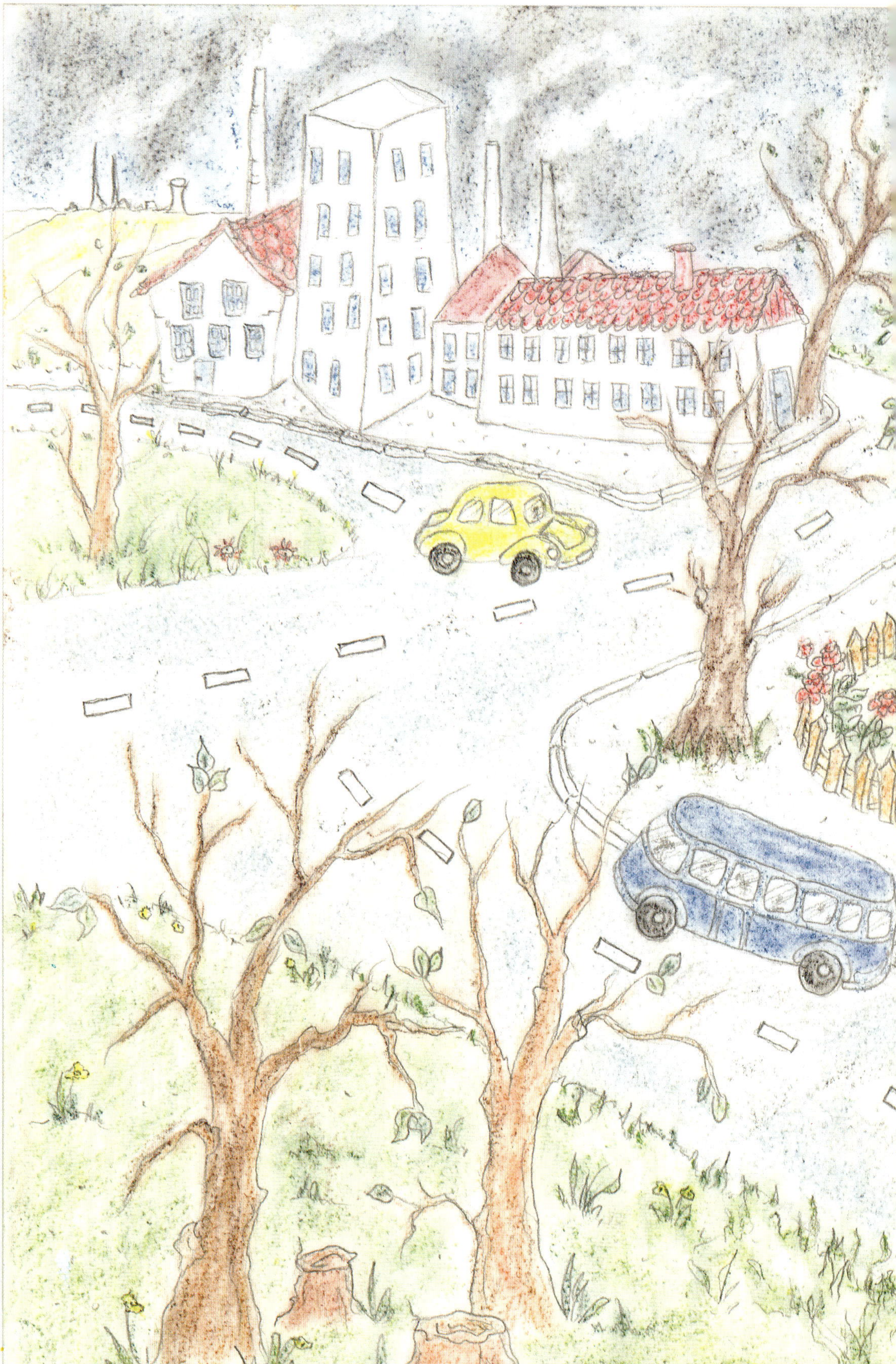

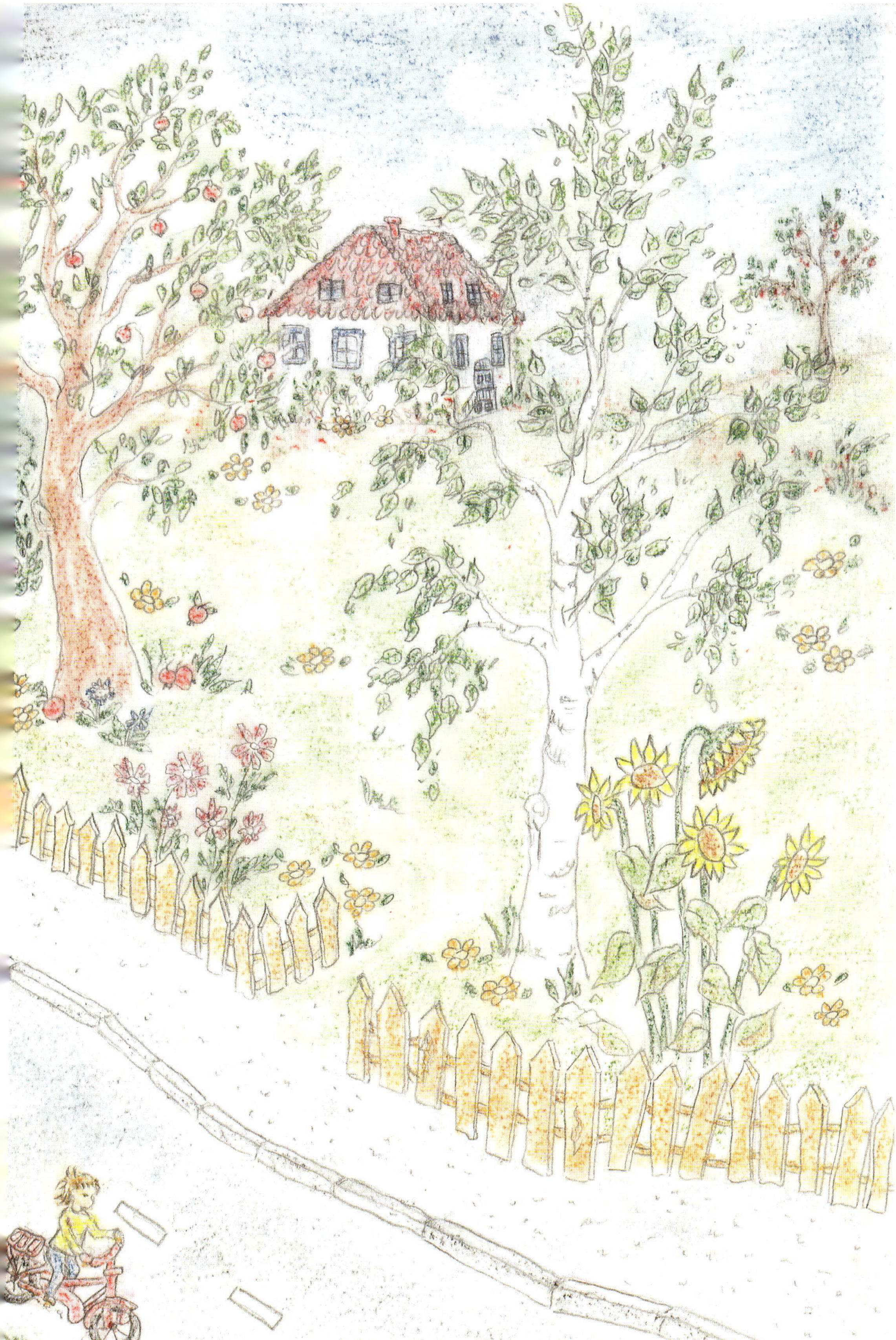

Ungeziefer, weil sie meint, daß dadurch die Umwelt noch mehr vergiftet wird. Wenn Mutter Läuse auf den Rosen findet, setzt sie Brennesseljauche an und bespritzt damit die Rosen. Läuse mögen keine Brennesseljauche, und wenn sie damit naß gemacht werden, fallen sie nach ein paar Tagen tot herunter.

Doch in letzter Zeit gibt es viel neues Ungeziefer im Garten. Teilweise sind es kleine harte Käfer, die sich von der Brennesseljauche nicht beeindrucken lassen und sich immer schneller vermehren. Manche Käfer sind so klein, daß man sie nicht gleich erkennen kann. Mutter sagt, daß gerade diese kleinen Käfer sehr gefährlich für die Bäume sein können, doch sie weiß nicht, was man gegen die harten Käfer tun kann. Sie sammelt einfache Rezepte und probiert alles aus, aber in letzter Zeit weiß sie sich keinen Rat mehr.

Ein kleiner Pfirsichbaum im Garten hat inzwischen ganz weiße Blätter. Mutter meint, er sei verpilzt. Sie hat schon überall herumgefragt, doch niemand weiß, was man dagegen tun kann. Und heute kommt auch noch Elsa weinend aus dem Garten: Auf ihrem Lieblingsbaum sind plötzlich viele Käfer und Raupen. Viele Blätter sind schon von ihnen aufgefressen worden, andere verfärben sich gelb und werden später herunterfallen. — „Ob mein Baum wohl stirbt, wie die Birke von Herrn Sievert?" weint Elsa. Der Nachbar, Herr Sievert, mußte im vorigen Jahr seine Birke absägen, weil sie kein einziges Blatt mehr hatte. Sie war vollkommen vertrocknet. „Vielleicht hat die Birke von Herrn Sievert auch solche Raupen und Käfer gehabt?" Elsa schaut Mutter ängstlich an: „Was kann ich

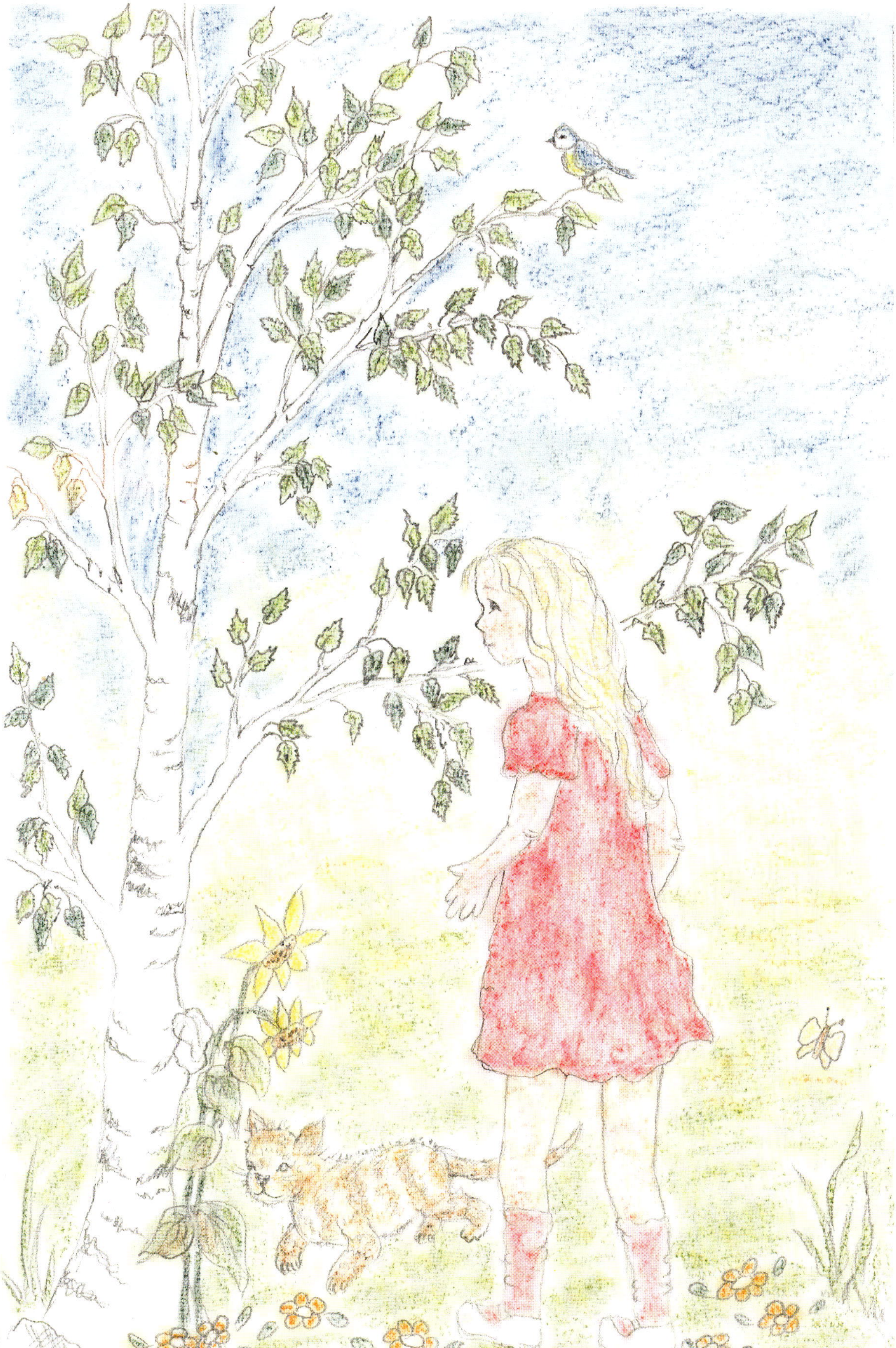

nur tun?“ — Mutter hebt die Schultern: „Wir fahren morgen zu Großvater, vielleicht weiß er Rat. Wir wollten ihn ja schon lange mal besuchen.“

Großvater ist in Wirklichkeit ein Ururgroßvater. Er ist schon bald 90 Jahre alt, doch alle nennen ihn Opa Fritz.

Elsa freut sich auf den Besuch bei ihm, denn dort ist es meistens lustig. Er hat eine Ziege, die immer hinter ihm herläuft; das sieht zu putzig aus. — Außerdem erzählt Opa Fritz spannende Geschichten aus alter Zeit.

Als er ein Kind war, gab es noch keine Autos. Wollte jemand verreisen, so mußte er Pferd und Wagen nehmen, oder er konnte mit der Eisenbahn fahren, wenn eine Eisenbahnstrecke in der Nähe war. Die Bahn fuhr damals noch sehr langsam. Opa war als Kind häufig mit seiner Schwester Eisenbahn gefahren, weil sie in einer größeren Stadt ins Gymnasium gingen. Die Fahrt war oft langweilig, und die Kinder dachten sich zur Unterhaltung Spiele aus. Wenn die Bahn einen kleinen Berg vor sich hatte, fuhr sie besonders langsam. „Welche Blume möchtest du haben?“ fragte Fritz seine Schwester. — „Die rote Blume dort“, meinte Christel. Opa Fritz war dann während der Fahrt im ersten Wagen abgesprungen, hatte die rote Blume gepflückt und war im letzten Wagen wieder eingestiegen. Später gab es in allen Eisenbahnzügen das Schild: „Blumenpflücken während der Fahrt verboten!“ — Heute kann man sich das gar nicht mehr vorstellen.

Mutter sieht Elsa von der Seite an: „Elsa, träumst du?“ „Ich dachte gerade an Opa Fritz“, meint Elsa versonnen. Mutter nimmt Elsa an die Hand: „Komm, wir müssen gehen!“ — Sie machen sich auf den Weg zu Großvater. Kater Moritz bleibt zu Hause, denn er mag Autofahren nicht. Moritz kennt das schon, er geht dann in den Garten und beschäftigt sich mit den Mäusen.

Großvater ist immer aus dem Häuschen, wenn seine Enkelin und Elsa kommen. Er hat heute extra einen Marmorkuchen gebacken, den Elsa so liebt. Während sie auf der Terrasse den Kuchen verspeisen, kommt die Ziege an den Tisch. Sie bekommt auch ein Stückchen davon. „Die Ziege frißt ja wirklich alles“, meint Mutter. — „Ja, ja, gestern hat sie sogar eine Pille gefuttert, die mir vom Tisch gefallen war“, lacht Großvater, „sie ist schon ein Prachtstück.“

Elsa setzt sich auf Großvaters Schoß, obwohl sie dafür eigentlich schon zu groß ist: „Erzähle noch einmal von früher, Opa. Wie war das damals, bist du wirklich vom Zug abgesprungen, um eine Blume zu pflücken?“ Opa lacht über das ganze Gesicht: „Aber natürlich, Kind, damals hatte die Eisenbahn noch nicht so starke Zugmaschinen wie heute. Manchmal im Herbst“, so erzählt er, „wenn die Waggons mit Zuckerrüben an den Personenzug angehängt wurden, konnte der Zug sogar kleine Hügel nicht schaffen. Der Schaffner nahm dann sein Megaphon und rief: ‚Alle Fahrgäste aussteigen und den Zug anschieben!‘ — Wir sind dann alle ausgestiegen und haben gegen den letzten Waggon gedrückt, so gut wir konnten. Wenn der Zug anfing zu rollen, sprangen wir wieder auf.“ — Mutter guckt Opa Fritz von der Seite an: „Na, da willst du uns wohl einen Bären aufbinden, das kann doch nicht möglich sein!“ Opa lacht wieder: „Ja, ja, ich weiß, das hört sich heute unglaublich an, aber es war so.“

Elsa versucht sich vorzustellen, wie Opa Fritz als Kind war, und fragt: „Womit hast du früher gespielt?“ — „Spielsachen gab es früher nicht so viele wie heute“, erklärt Opa Fritz, „die Mädchen spielten mit Puppen, und wir Jungen hatten ein Schaukelpferd. Unser richtiges Spielzeug machten wir uns selbst. Entweder eine kleine Flöte aus einem Rohr oder wir bastelten uns Pfeil und Bogen. Die Mädchen banden sich Blumenkränze und setzten sie sich auf den Kopf. Es gab damals noch viele bunte Blumen und viele Schmetterlinge. Heute sind sie fast verschwunden.“ — Mutter fügt nachdenklich hinzu: „Ja, wo das wohl alles hinführen soll, man weiß es nicht. In meinem Garten sieht es inzwischen traurig aus. Du kennst doch den kleinen Pfirsichbaum, den ich vor fünf Jahren gepflanzt habe. Im vorigen Jahr konnte ich noch einen ganzen Korb gesunder Früchte ernten, und jetzt überlege ich, ob ich ihn absägen soll. Alle Blätter sind weiß verpilzt. Auch Elsas Birke ist von vielen Käfern und Raupen befallen. Weißt du, was man da machen kann?!“

„Ja“, sagt Großvater, „es gibt da ein neues Rezept. Meine Nachbarin, Frau Brindöpke, hat es in einem Buch gelesen, es ist ein homöopathisches Mittel oder so ähnlich. — Warte einen Moment, ich hole das Buch. Frau Brindöpke hat es mir geliehen. Sie sagt, sie hätte das Rezept an einem Baum ausprobiert, der schon halb vertrocknet war. Jetzt ist der Baum wieder ganz grün.“ Mutter ist neugierig geworden und schreibt sich den Titel des Buches genau auf. Sie schaut Großvater fragend an: „Die Mittelchen soll man wirklich selbst herstellen können?“ Das ist ja phantastisch! Das ist genau das, was ich suche. Ich werde das Buch morgen gleich kaufen.“

Schnell ist es über ihren Gesprächen Abend geworden. Da meint Großvater: „Elsa, wenn du zu meiner Zeit Kind gewesen wärst, dann müßtest du jetzt ins Bett gehen, weil es dunkel wird. Wir hatten damals kein elektrisches Licht, deshalb gingen wir mit den Hühnern schlafen und standen auf, wenn der Hahn krähte.“
Elsa schaut verdutzt: „Dann konntest du ja auch nicht fernsehen?“ „Richtig“, antwortet Opa. „Wir konnten nicht fernsehen, weil es keine Fernseher gab. Wir kannten noch nicht einmal das Radio. Das gab es erst viel später. Wenn damals jemand gesagt hätte, daß man sich einen Kasten in die Stube stellt, auf dem man lebende Bilder sehen kann, dann hätte man ihn glatt für einen Spinner gehalten. Weißt du, Elsa, es gab noch nicht einmal ein Kino. Dies ist alles erst in späteren Jahren erfunden worden.“

Elsa kann sich das nicht vorstellen: „Aber, was habt ihr denn da eigentlich immer gemacht?“ „Wir haben uns viel erzählt und gelesen, und als wir noch nicht lesen konnten, las uns unsere Mutter Märchen vor. Es war eine schöne Zeit.“ Großvater steigen Tränen in die Augen: „Manchmal, wenn das Wetter schlecht war, spielten wir Würfelspiele. Damals war alles viel langsamer und ruhiger als heute.“ Mutter schaut auf die Uhr: „Ich glaube, es wird langsam Zeit, wir müssen an den Heimweg denken.“
Elsa lächelt Opa an: „Kater Moritz wartet schon, wir kommen bald wieder.“

Gleich am nächsten Vormittag kauft Mutter das Buch, um das neue Rezept herauszufinden. Sie sitzt den ganzen Tag im Sessel und liest, so sehr nimmt es sie gefangen. Denn es sind viele gute Rezepte darin beschrieben. Als sie das Buch ausgelesen hat, nimmt sie Elsa in den Arm und sagt: „Wir machen deinen Lieblingsbaum wieder gesund. Geh in den Keller und hol ein kleines Marmeladenglas herauf." Elsa bringt ein sauberes Glas mit einem verschließbaren Deckel. „Das ist genau das richtige", meint Mutter und füllt etwas Wasser hinein. „Lauf zu deiner Birke und lege ein paar Raupen und Käfer in das Wasser."

Elsa sammelt Raupen und Käfer von ihrem Lieblingsbaum und gibt noch ein krankes Blatt in das Wasser hinein. Sie schraubt das Glas zu, schüttelt es einmal richtig durch und läßt es über Nacht stehen.

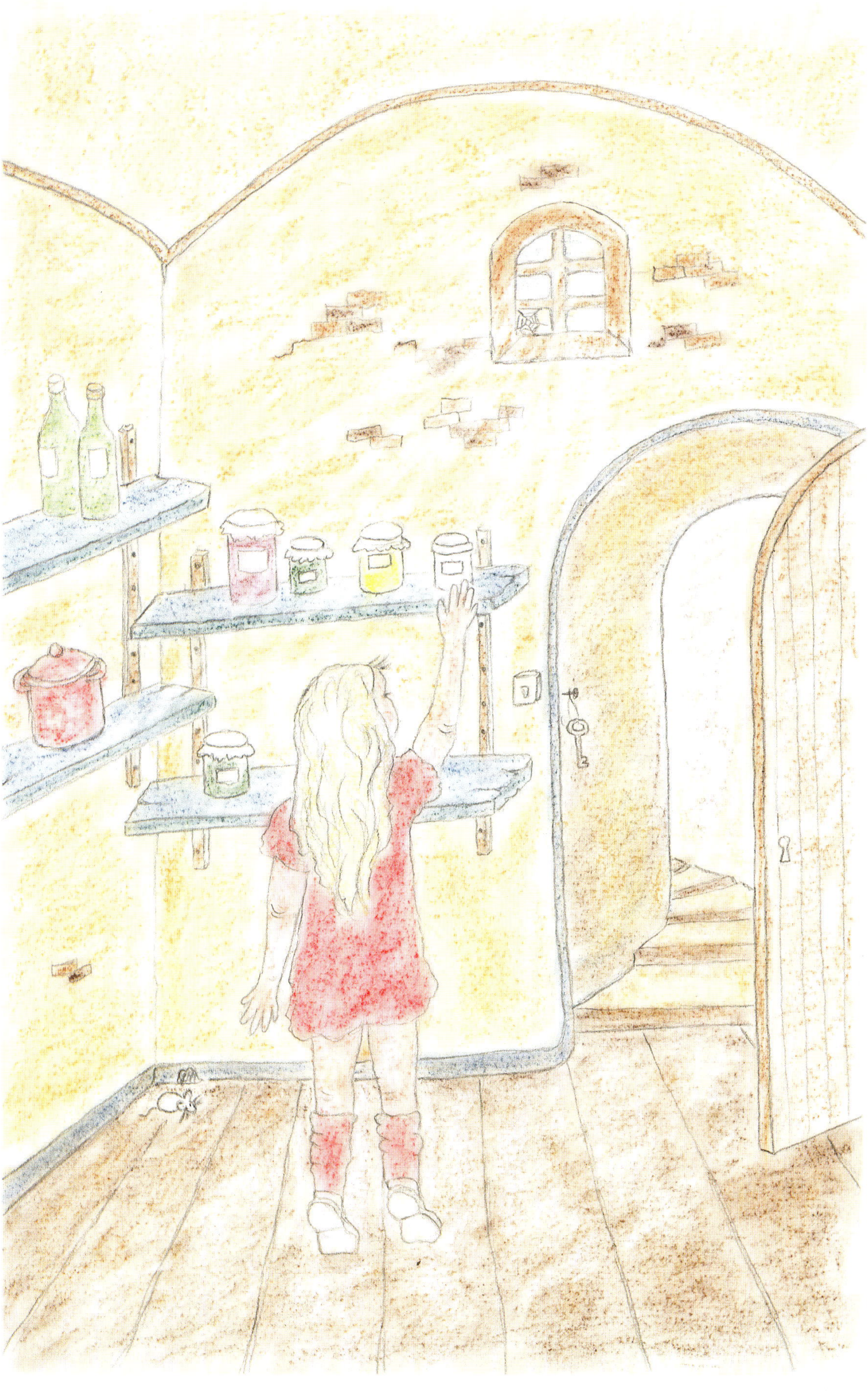

Bevor sie einschläft, betet sie: „Lieber Gott, mach bitte meine Birke wieder gesund und schütze alle Menschen, Tiere und Pflanzen.“

Als Elsa am nächsten Morgen aufwacht, geht sie gleich zu den schwimmenden Käfern und Raupen. Sie fragt Mutter: „Was kann ich jetzt tun?“

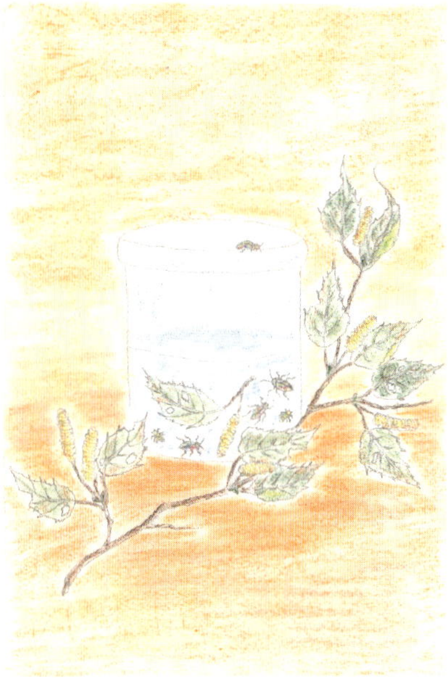

Mutter zeigt Elsa nun, wie man Raupen, Käfer und sonstiges Gewürm potenziert. Kater Moritz schaut zu.

Die Mutter schüttelt die Flüssigkeit mit Raupen und Käfern noch einmal richtig durch, gibt einen Tropfen von dem Käferwasser in ein kleines Medizinfläschchen und zeigt Elsa, was sie weiter tun kann. Sie holt einen Teelöffel aus der Schublade und fordert Elsa auf: „Gieße nun einen Teelöffel sauberes Wasser zu dem Tropfen Käferwasser und schüttele das Wasser 10 Sekunden durch. — Du zählst einfach beim Schütteln 1 — 2 — 3 — 4 — 5 — 6 — 7 — 8 — 8 — 10 — schon ist es fertig! Nun hast du ein isopathisches Mittel hergestellt, das ungefähr der Potenzierung D 1 entspricht."

Elsa fragt: „Was heißt Potenzierung?" Mutter beschreibt den Vorgang: „Potenzierung heißt Verschüttelung. Es ist das, was du gerade gemacht hast, und D 1 heißt dezimal 1. *Dezi* stammt aus der lateinischen Sprache und heißt *zehn*. Du hattest einen Tropfen Käferwasser und ungefähr zehn Tropfen sauberes Wasser dazugegeben. Anschließend hast du es kräftig durchgeschüttelt. Jetzt hast du ein isopathisches Heilwasser D 1 für deine Birke. Doch das reicht noch nicht aus, du brauchst D 7. Mach am besten gleich weiter. Wenn du jetzt das verschüttelte Käferwasser ausschüttest, wieder einen Teelöfffel sauberes Wasser in das Fläschen hineingießt und wieder schüttelst, dann hast du ungefähr D 2."

Elsa schüttet das Käferwasser aus. Auch wenn sie das ganze Wasser ausgegossen hat, so bleibt doch noch ein Tropfen Wasser in der Flasche übrig. Dazu gibt sie wieder einen Teelöffel sauberes Wasser und schüttelt es zehn Sekunden lang. Das isopathische Heilwasser hat jetzt ungefähr eine Potenzierung von D 2. Und wieder gießt Elsa das Käferwasser aus und wiederholt den Vorgang, bis D 7 erreicht ist.

„Mutter, ich bin fertig“, ruft Elsa, „ich habe jetzt ein Iopa-Heilwasser für meine Birke!“

„Was hast du?“ fragt Mutter. „Ein Iopa-Heilwasser“, meint Elsa. Mutter nimmt Elsa in den Arm und sagt: „Elsa, das heißt nicht Iopa-Heilwasser, sondern isopathisches Heilwasser. Das Wort *Isopathie* stammt aus der griechischen Sprache, genau wie das Wort *Homöopathie. Iso* heißt gleich und *homöo* heißt ähnlich. Weil wir den Baum mit dem Gleichen heilen wollen, was ihn krank gemacht hat, können wir von einem isopathischen Heilwasser sprechen. — In der Homöopathie nimmt man ähnliche Mittel; da nimmt man z.B. eine potenzierte Biene, wenn man einen stechenden Schmerz beseitigen möchte.“

Elsa versteht das alles nicht, aber das macht nichts. Sie will ja nur ihren Lieblingsbaum heilen.

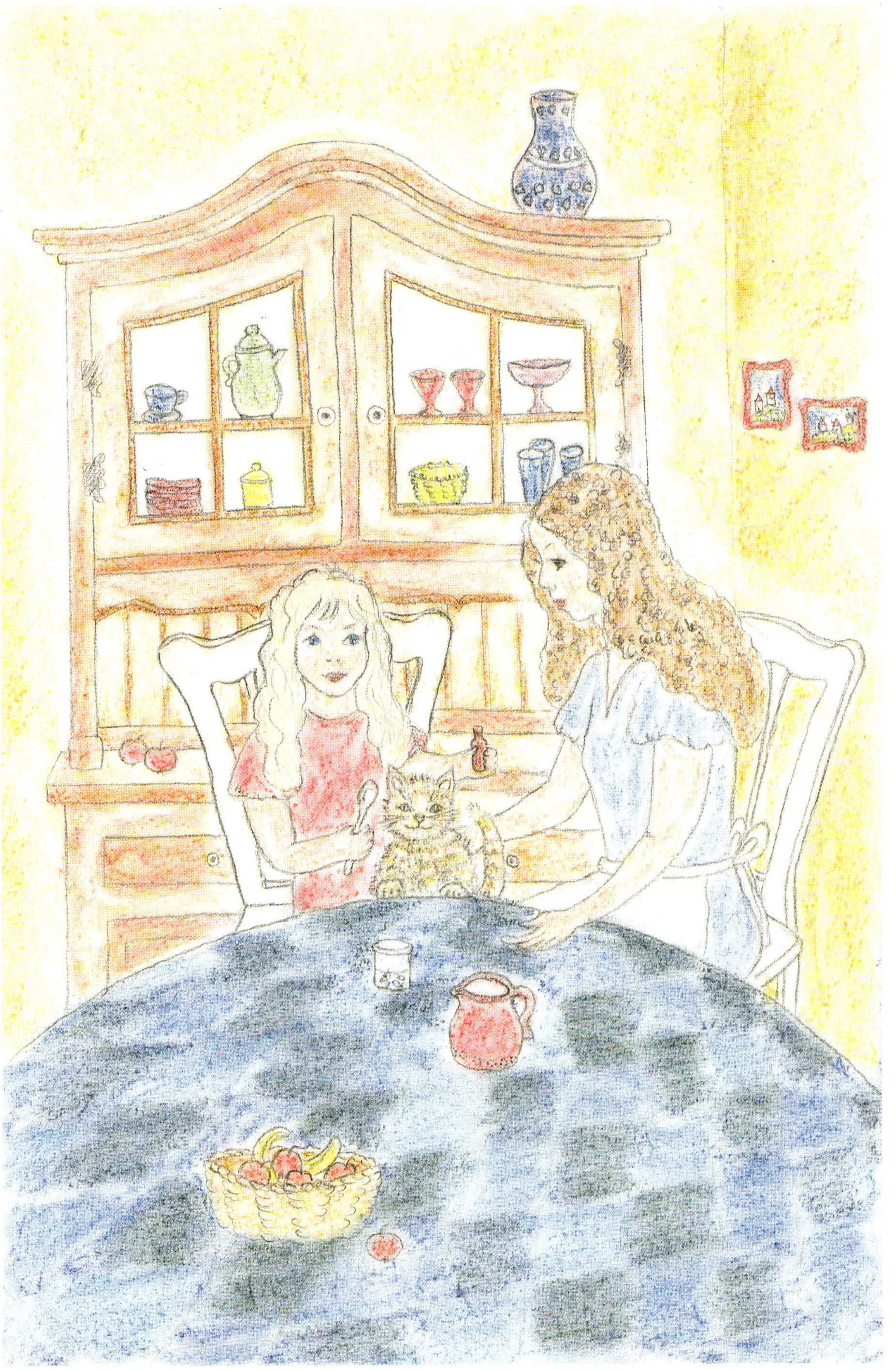

Mutter nimmt nun das fertige Käferwasser, gießt das Fläschchen mit sauberem Wasser voll und schüttelt es noch einmal kräftig durch. Nun ist endlich das Heilwasser für Elsas Lieblingsbaum fertig.

Elsa holt ihre Gießkanne, füllt sie mit Wasser, und Mutter gibt ein paar Tropfen Heilwasser dazu.

Elsa, Moritz und Mutter gehen nun zur Birke und begießen die Wurzeln mit dem Heilwasser.

Danach nimmt Mutter den Baum in die Arme, fühlt sich in ihn ein und schickt ihm liebevolle Gedanken und weißes Licht: zuerst in die Wurzeln und dann hinauf bis in die Krone des Baumes, so wie sie es im Buch gelesen hat. Elsa tut es der Mutter nach und Kater Moritz schaut zu.

Als Elsa an diesem Abend ins Bett geht, betet sie noch inniger als sonst für ihren Lieblingsbaum. Ihr Schutzengel schaut zu und lächelt. Elsa schläft ruhig ein. Mutter deckt sie gut zu und streichelt liebevoll über ihr Haar. Sie weiß, wie sehr Elsa ihre Birke liebt, und freut sich, daß sie den Baum gesund machen möchte.

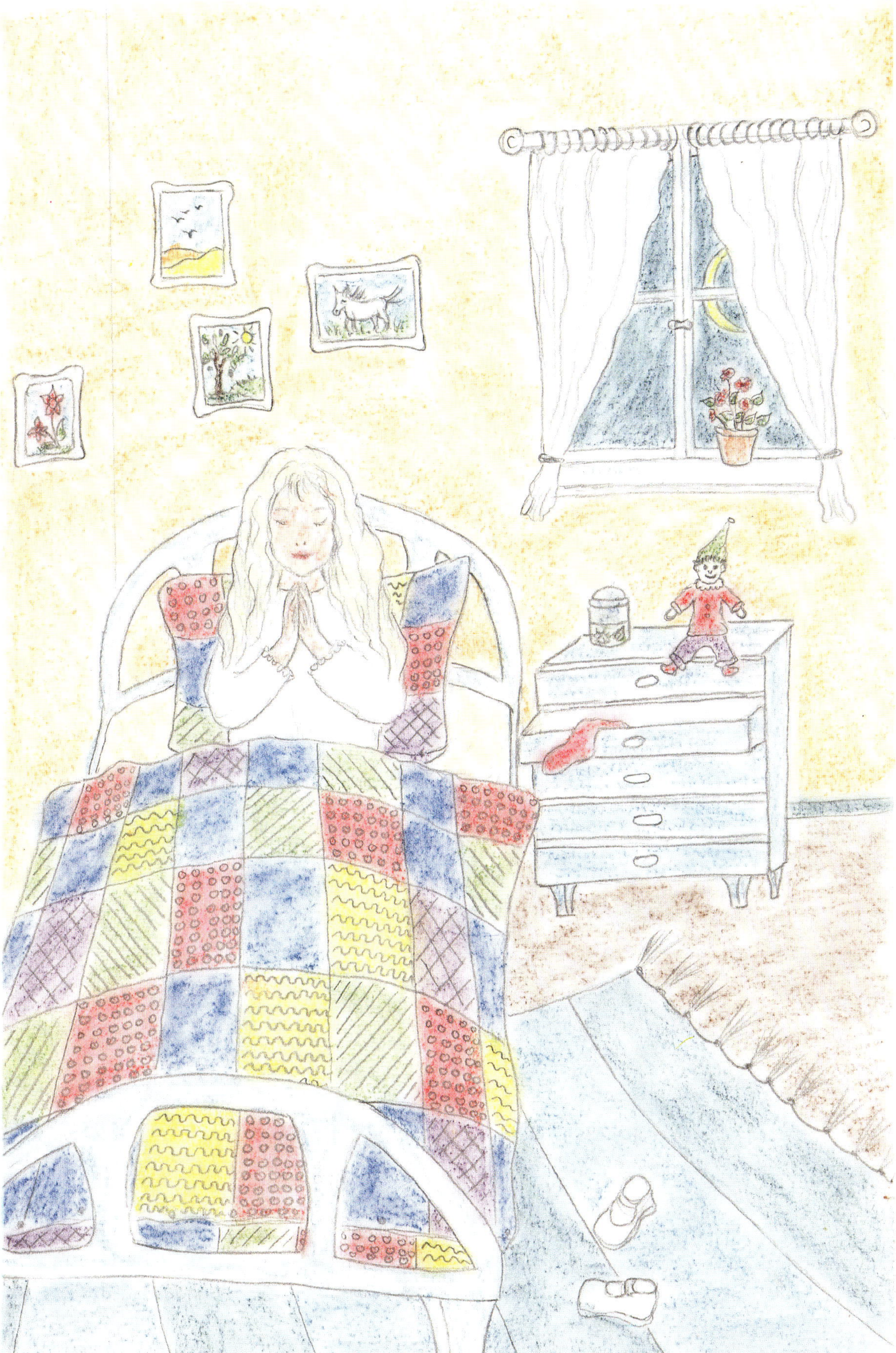

Elsa geht nun täglich mit einer Gießkanne Heilwasser zu der Birke und begießt ihre Wurzeln. Nach drei Tagen liegen tote Raupen unter ihr. Elsa schüttelt den Baum — und siehe da, viele tote Raupen und Käfer fallen herunter. Elsa ist ganz aufgeregt und läuft ins Haus: „Mutter, Mutter, stell dir vor, die Raupen und Käfer fallen tot vom Baum!" Mutter kann das so schnell gar nicht glauben, und erst als sie mit eigenen Augen das tote Gewürm unter dem Baum sieht, meint sie erstaunt: „Das klappt ja wirklich!"

Sollte es denn tatsächlich möglich sein, auf diese Weise den ganzen Garten gesund zu machen? Mutter ist sprachlos; denn diesen Erfolg hatte sie nicht erwartet. Nun ist sie noch neugieriger geworden und will es an anderen Pflanzen ausprobieren. Sie geht zum kranken Pfirsichbaum, holt sich ein weißes Blatt und legt es ins Wasser. Im Buch steht, daß es drei Tage im Wasser liegen muß, bevor man die Flüssigkeit potenzieren kann. Mutter befolgt diese Empfehlung und fängt nach drei Tagen an, den Pfirsichbaum mit dem Heilwasser zu begießen. Nach 14 Tagen sieht sie kaum noch weiße Blätter am Baum. Sie sind alle vertrocknet. Statt dessen wachsen aus den Spitzen der Zweige neue, gesunde Triebe heraus, und nach 6 Wochen ist kein einziges krankes Blatt mehr am Baum.

Auch Elsas Birke erholt sich immer mehr. Doch als sie wieder ganz gesund ist, bekommt Elsa andere Sorgen.

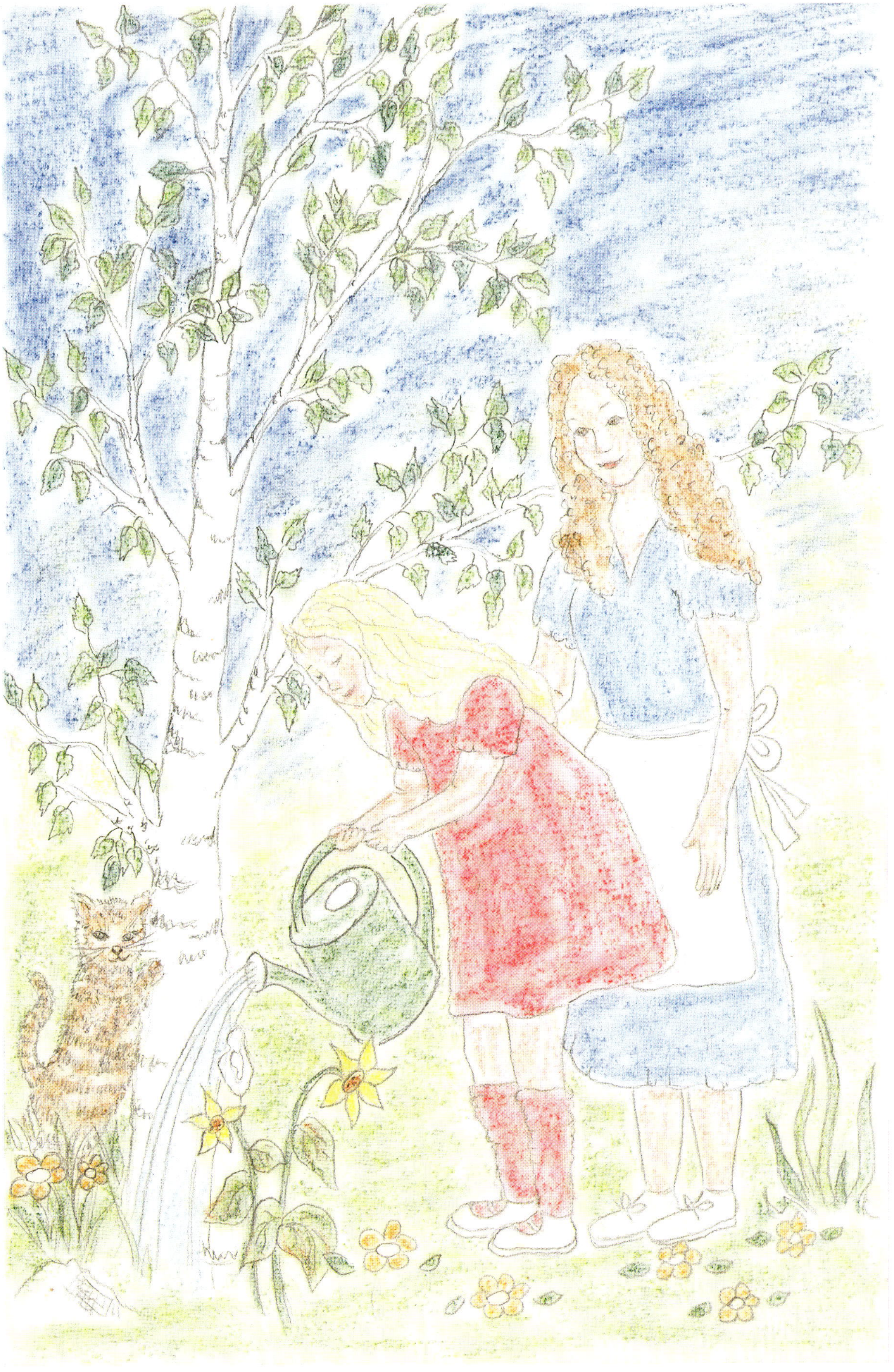

Kater Moritz mag sie seit ein paar Tagen nicht mehr begleiten. Er liegt im Keller in einer Ecke und will nicht mehr fressen. Auch scheint es Elsa, daß er am Bauch und an den Ohren seine Haare verliert. Da fragt sie die Mutter: Was kann ich tun?“ Mutter meint: „Wir könnten das neue Rezept auch bei Kater Moritz ausprobieren. Hol mal ein kleines Medizinfläschchen und ein Wattestäbchen aus dem Badezimmer.“

Als Elsa die Sachen gebracht hat, schaut sie Mutter fragend an. Mutter nickt: „Fülle in das Medizinfläschchen etwas Wasser und tauche das Wattestäbchen ein, damit es naß wird. Mit diesem Stäbchen streichst du über die kranken Stellen von Kater Moritz, gibst das Stäbchen wieder ins Wasser zurück und schüttelst es richtig durch. Dieses Wasser mußt du auch 3 Tage stehen lassen, damit sich die Krankheitskeime voll entwickeln können. Danach darfst du das Heilwasser selbst machen.“

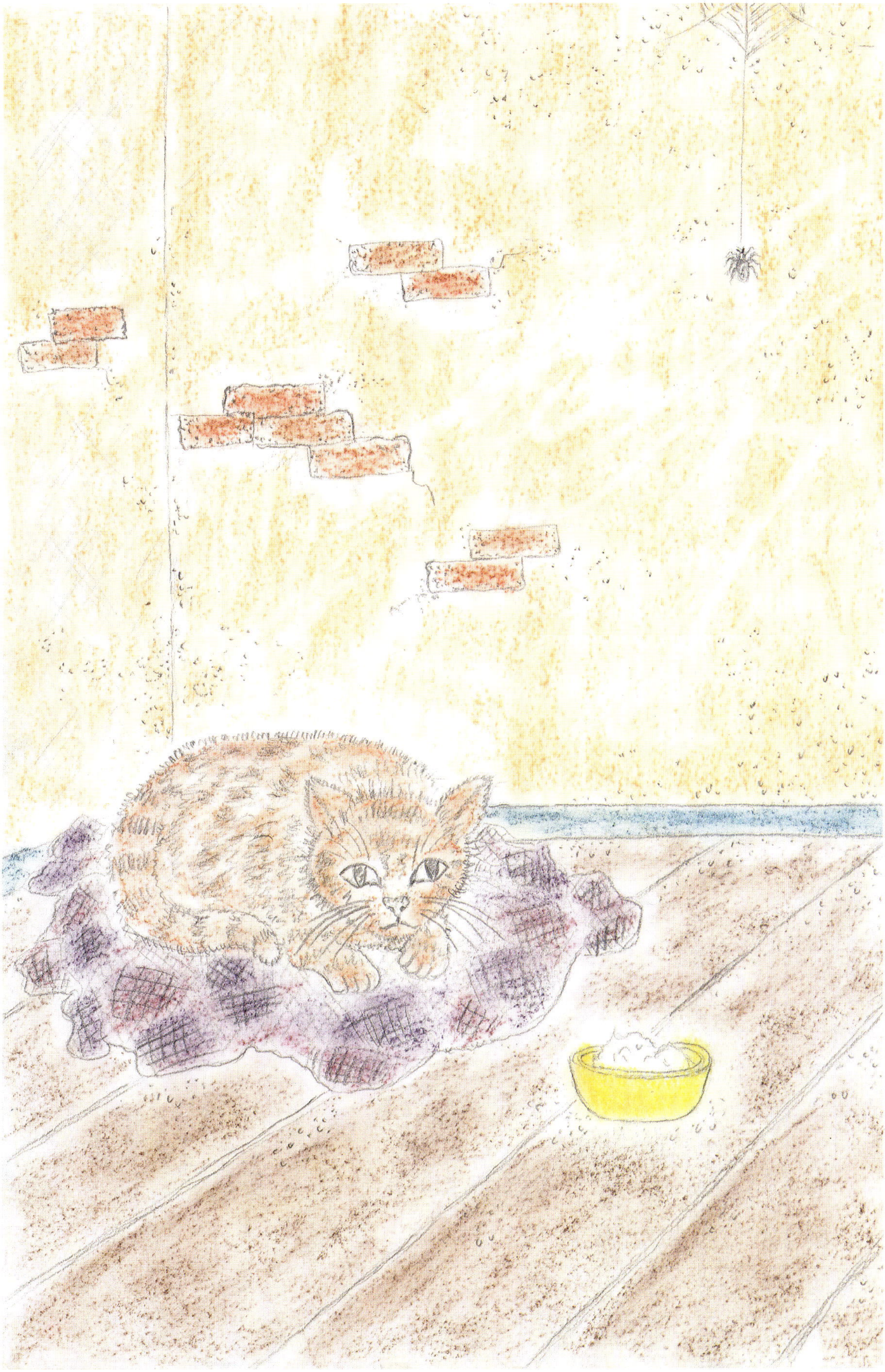

Elsa tut, was die Mutter ihr sagt. Sie potenziert nach drei Tagen die Krankheit von Kater Moritz. Doch als sie ihm die Tropfen geben will, ist die Frage: wie? Denn er hat ja aufgehört zu fressen. Da hat Mutter eine gute Idee: „Schütte einfach ein paar Tropfen auf das Fell von Moritz, er wird es schon ablecken."

Und so war es auch, er schleckte wirklich alle Tropfen von seinem Fell ab. Aber was dann geschah, erstaunte alle. Moritz lief schnurstracks zu seinem Freßnapf und fraß und trank, als ob er nie krank gewesen wäre. Elsa gibt ihm nun täglich ein paar Tropfen Heilwasser in sein Fressen, und Moritz fühlt sich immer wohler.

Heute ist Kater Moritz wieder gesund und geht mit Elsa zu der gesunden Birke.

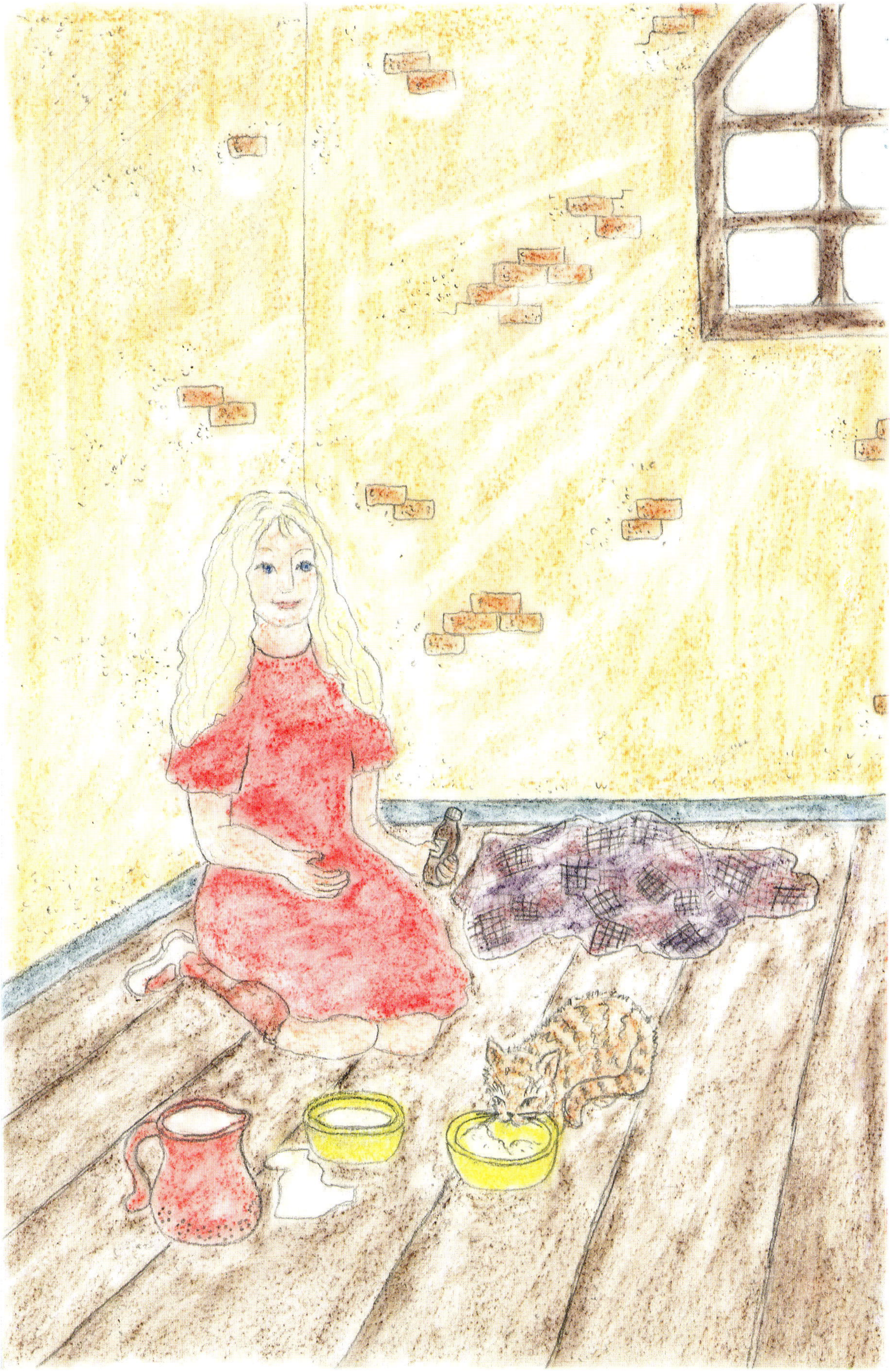

Manchmal kommt Elsas Freundin Sabine sie besuchen. Und heute ist sie wieder einmal da. Elsa erzählt ihr die wundersamen Geschichten, die sie mit der Birke und Kater Moritz erlebt hat. Sabine denkt sofort an ihren kranken Hund Alf. — Zu Hause angekommen, probiert sie das neue Rezept sofort aus. — Alf hat ständig Durchfall, so daß sein Stuhlgang potenziert werden muß. Sabine nimmt ganz wenig Kot mit einem Wattestäbchen auf und gibt es in ein kleines Medizinfläschchen mit Wasser. Nach drei Tagen potenziert sie die Flüssigkeit und gibt Alf dann täglich ein paar Tropfen Heilwasser in sein Futter — und auch Alf wird wieder ganz gesund.

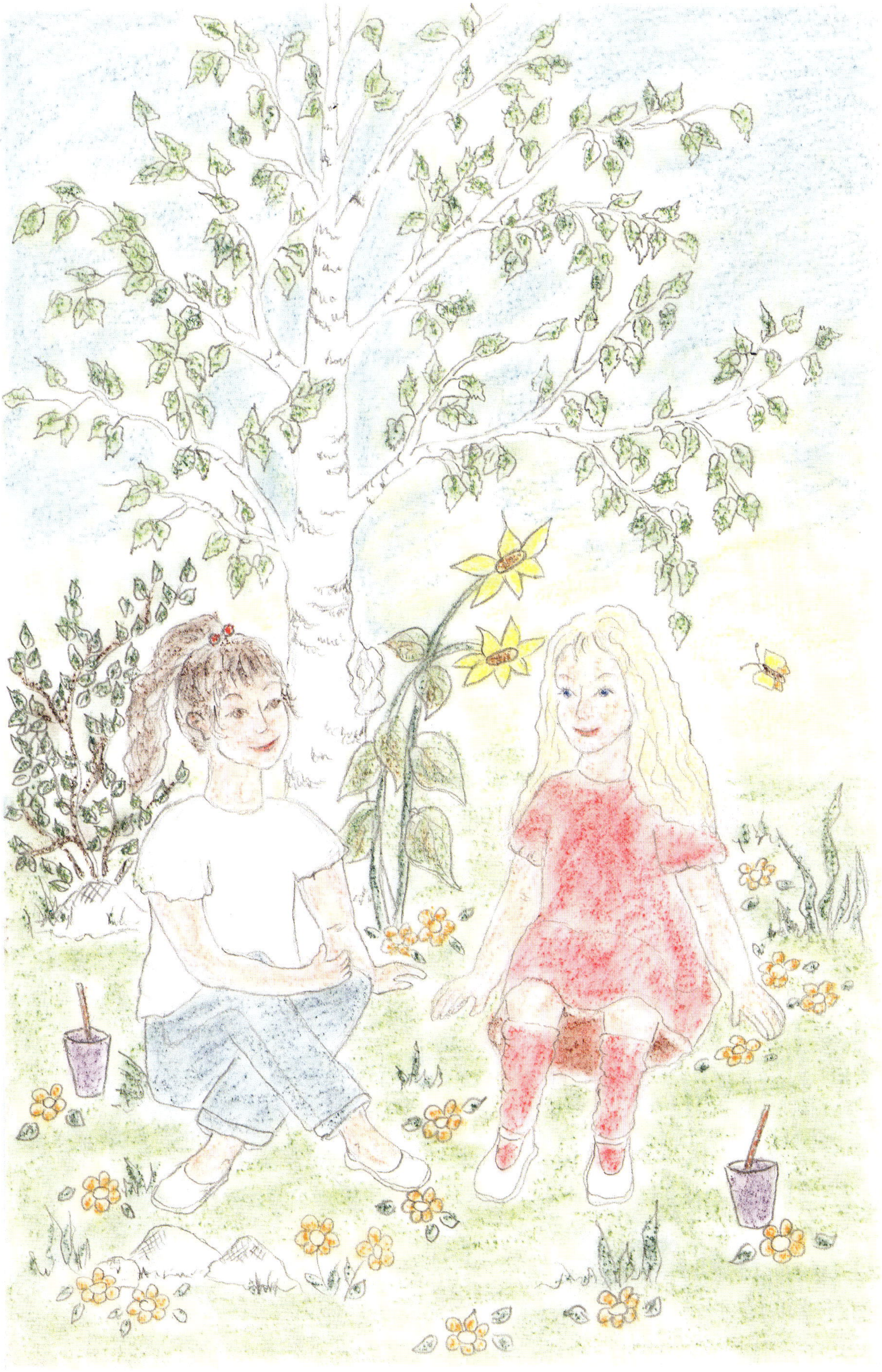

Sabine erzählt ihrem Nachbarn, Herrn Nordhorn, die wundersame Heilung ihres geliebten Alf. Auch er zeigt Interesse an dem Rezept, denn er hat einen kranken Sauerkirschbaum, an dem viele Äste vertrocknen. Herr Nordhorn wollte den Baum schon absägen, doch als er von der neuen Heilmethode hört, will er einen letzten Versuch unternehmen.

Er potenziert, wie Sabine es erklärt hat, die trockenen Zweige des Baumes. In diesem Fall dauert es ziemlich lange, bis wieder neue Triebe aus den Ästen wachsen. Doch nach drei Monaten ist der ganze Baum wieder grün.

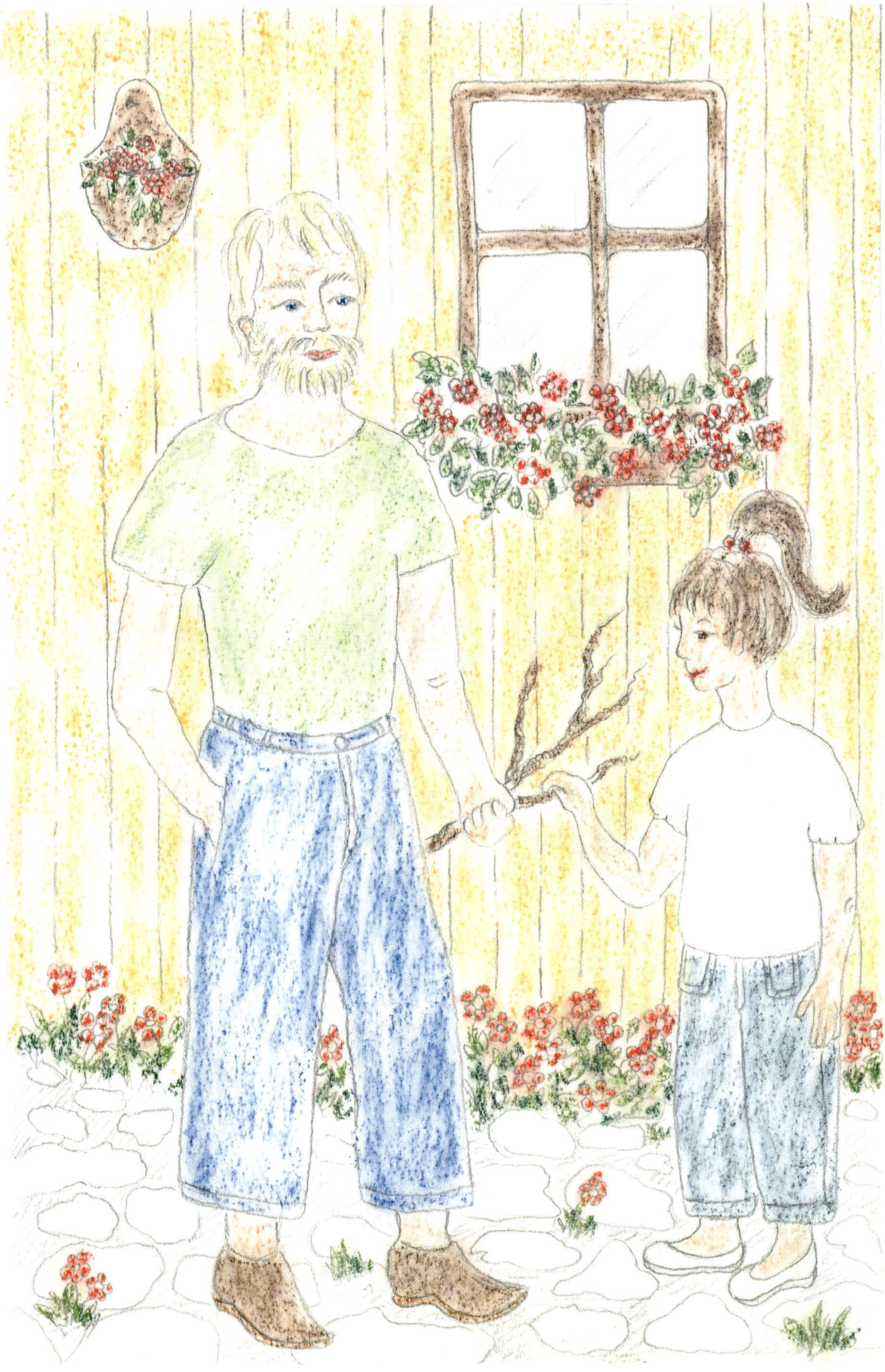

Herr Nordhorn erzählt die Geschichte Frau Schröder — Frau Schröder erzählt es Frau Kuhlmann — und so geht es immer weiter.

Das gute Rezept verbreitet sich schnell in der ganzen Stadt. Jeder, der davon hört, probiert es aus, und so wird die einfache Heilmethode immer weitergegeben — bis die ganze Stadt wieder gesund ist.

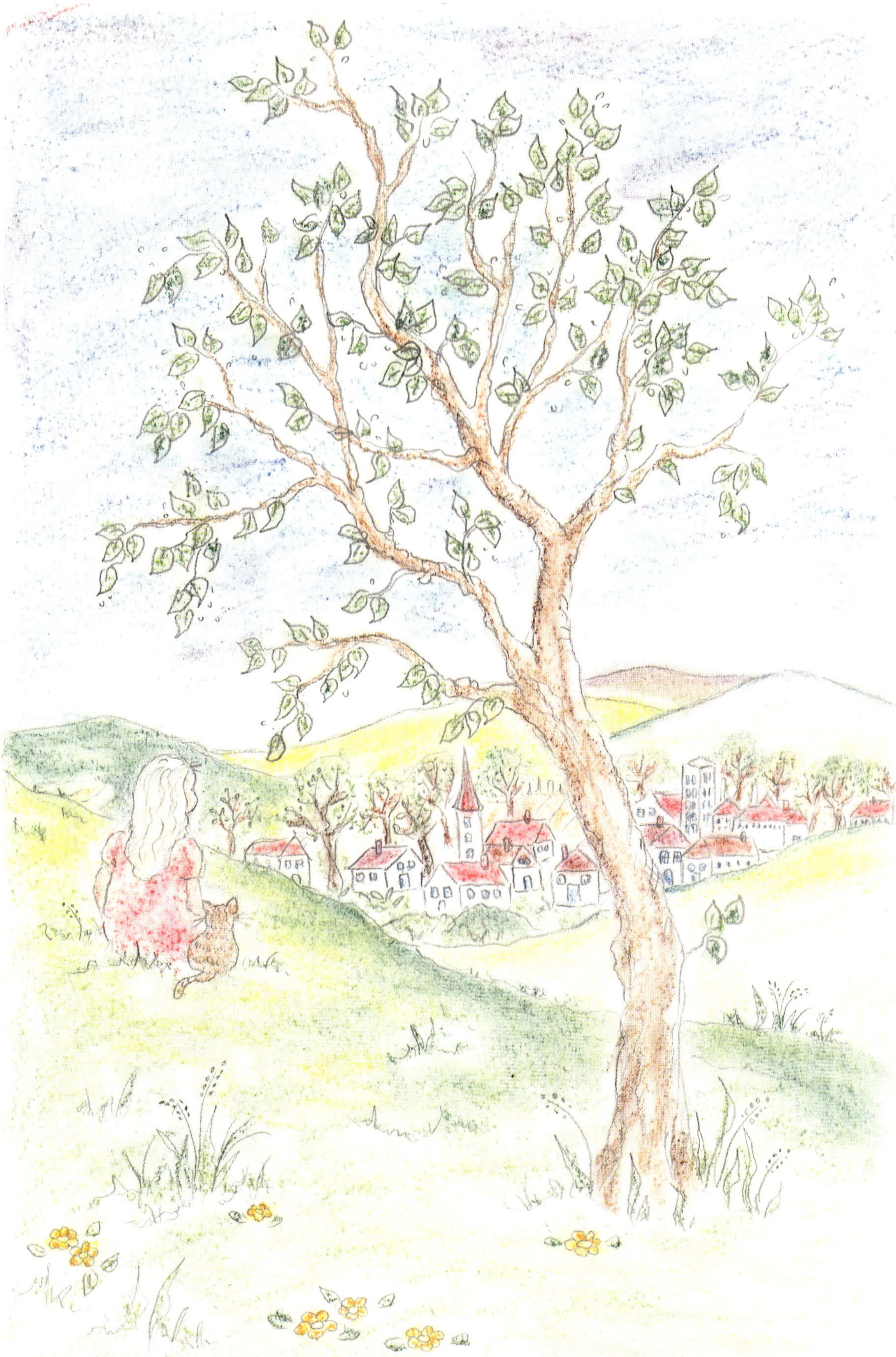

Die Autorin
hat zum selben Thema auch ein Buch für Erwachsene geschrieben. Es heißt: *Gedanken ins Neue Zeitalter.*

Originalausgabe

Lithographische Arbeiten: mt-color, München
Umschlaggestaltung: Sabine Gräfe und Sabine Becker-Will

Satz und Gestaltung: Indragni, Ascheberg-Herbern
Druck: F. Steinmeier, Nördlingen

Printed in Germany
ISBN 3-924161-61-5